BEI GRIN MACHT SICH IHR
WISSEN BEZAHLT

- Wir veröffentlichen Ihre Hausarbeit,
  Bachelor- und Masterarbeit

- Ihr eigenes eBook und Buch -
  weltweit in allen wichtigen Shops

- Verdienen Sie an jedem Verkauf

Jetzt bei www.GRIN.com hochladen
und kostenlos publizieren

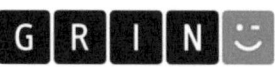

Wie wirkt sich sportliche Aktivität auf das Stressempfinden aus?

Xenia Schell

GRIN :)

Bibliografische Information der Deutschen Nationalbibliothek:

Die Deutsche Nationalbibliothek verzeichnet diese Publikation in der Deutschen Nationalbibliografie; detaillierte bibliografische Daten sind im Internet über http://dnb.d-nb.de abrufbar.

ISBN: 9783346611543
Dieses Buch ist auch als E-Book erhältlich.

© GRIN Publishing GmbH
Nymphenburger Straße 86
80636 München

Druck und Bindung: Books on Demand GmbH, Norderstedt Germany
Gedruckt auf säurefreiem Papier aus verantwortungsvollen Quellen

Das vorliegende Werk wurde sorgfältig erarbeitet. Dennoch übernehmen Autoren und Verlag für die Richtigkeit von Angaben, Hinweisen, Links und Ratschlägen sowie eventuelle Druckfehler keine Haftung.

Das Buch bei GRIN: https://www.grin.com/document/1181988

Fakultät Humanwissenschaften

Bachelorstudiengang Psychologie

Hausarbeit

Der Zusammenhang zwischen sportlicher Aktivität als Stressbewältigungsmaßnahme und Stressempfinden

vorgelegt von:	Xenia Schell
	Psychologie WS 18-8
vorgelegt am:	31.03.2021
Semester:	5. Semester
Modulbezeichnung:	M18 GP Gesundheitspsychologie

Inhaltsverzeichnis

Inhalt

Zusammenfassung

Die folgende Arbeit beschäftigte sich mit dem Zusammenhang von sportlicher Aktivität als Stressbewältigungsmaßnahme und dem Stresserleben während einer belastenden Situation. Dabei wurde die aktuelle Studienlage auf relevante Ergebnisse überblickt und schließlich zueinander in Beziehung gesetzt. Trotz unterschiedlicher methodischer Durchführungen konnten in dem Großteil der Untersuchungen Andeutungen auf einen negativen Zusammenhang zwischen sportlicher Aktivität und dem Stresserleben gefunden werden. Dies legte die Schlussfolgerung nahe, dass das Stresserleben unter sportlicher Aktivität sinkt. In vereinzelten Studien fand sich auch ein positiver Zusammenhang, der eine entgegengesetzte Wirkrichtung vermuten ließ. Die Existenz dieser beiden Wirkrichtungen ließ auf eine Moderatorvariable schließen, dem Grad der Angewohnheit, der die Entscheidung der betroffenen Person für oder gegen sportliche Aktivität als Stressbewältigungsmaßnahme in belastenden Situationen beeinflusst. Durch die Erarbeitung der Thematik eröffneten sich weitere Fragestellungen für zukünftige Untersuchungen.

1. Einleitung

1.1 Fragestellung

Im Mittelpunkt dieser Arbeit steht die Frage, wie sich sportlicher Ausgleich als Stressbewältigungsmaßnahme auf das Stressempfinden auswirkt und dieses zum positiven, als auch zum negativen hin verändern kann. Dabei wurde übergreifend verglichen, mit dem Ziel, mögliche Unterschiede zwischen den Gruppen und Studiendesigns aufzudecken.

1.2 Ziel der Arbeit

Das zentrale Ziel dieser Arbeit ist die Erörterung der oben aufgeführten Fragestellung: wie wirkt sich sportlicher Ausgleich auf das Stressempfinden aus. Eine naheliegende Hypothese wäre beispielsweise, dass Sport das allgemeine Stressempfinden reduzieren oder, in entgegen gesetzter Richtung, verstärken kann. Betrachtet werden soll Sport also unter der Prämisse der Bewältigungsmethode und in Teilen auch der Prävention gegen Stress durch die Abmilderung des Stressempfindens. Die Notwendigkeit dieser Untersuchung liegt in dem stetig zunehmenden Bedarf an Interventionen gegen sowohl akuten, als auch chronischen Stress und den daraus resultierenden physiologischen und psychologischen Erkrankungen. Um genau dort ansetzen zu können, bedürfen diese Interventionen dem genauen Wissen, wie genau sportliche Betätigung sich auf das Empfinden des jeweiligen Individuums auswirkt.

1.3 Persönlicher Bezug zum Thema

Als Student ist man ständig stetigem Stress ausgesetzt. Tage- und nächtelang wird durchgelernt, um sich möglichst gut für die Klausuren vorzubereiten, ganz besonders in den Wochen vor der Klausurenphase. Da passiert es schnell, dass die körperliche Bewegung viel zu kurz kommt. Diese Arbeit ist ein wichtiger Schritt, um ein Verständnis darüber so entwickeln, ob der dabei empfundenen Stressbelastung durch regelmäßige, körperliche Bewegung entgegengewirkt werden kann.

1.4 Recherche

Die Literaturrecherche erfolgte zwischen dem 05.03.2021 und dem 12.03.2021. Den Beginn machte die allgemeine Suche über Google mit den Schlagworten „Definition Stress", „Stressempfinden", „biologische Stressreaktion" und „Sport als Interventionsmaßnahme". Für die Suche nach dem aktuellen Forschungsstand wurden Google-Scholar als Suchmaschine mit den Schlagworten „perceived stress", „mental health" und „physical leisure" genutzt. Vertiefende Literaturrecherche erfolgte über EBSCOhost. Um spezifischere Resultate für die vorgenommene vergleichende Arbeit zu erhalten, wurde in verschiedenen Durchläufen zeitlich begrenzt (1990-2000, 2000-2010, 2010-2020) und nach Studiendesign („longitudinal study" und „cross-section study") unterschieden. Es wurden nur Studien berücksichtigt, die sich ausschließlich mit den Auswirkungen von sportlicher Aktivität auf das Stressempfinden befassten. Auch Reviews wurden bei der Suche aussortiert.

2. Theoretische Annäherung

2.1 Definition Stress

"Stress" ist ein häufig verwendeter Begriff, der oftmals mit unterschiedlichen Bedeutungen verwendet wird. Im Rahmen dieser Arbeit möchte ich jedoch mit der Definition von Stress im gesundheitspsychologischen Sinne arbeiten. Diese erklärt Stress als eine Veränderung in der Umwelt, die als nicht bewältigbar wahrgenommen wird und die eine physische, emotionale oder psychologische Belastung darstellt. Dies macht Stress zu einem krankmachenden Prozess. Dabei ist Stress an sich weder ein kritischer Reiz oder die Reaktion darauf, sondern vielmehr ein interaktiver Vorgang in einer kritischen Situation, bei dem die betroffene Person Einschätzungsprozesse (Kognitionen) vornimmt (Krohne, 1997; Schwarzer, 1996). Sowohl die emotionalen, physiologischen Reaktionen, als auch die Stressbewältigungsanstrengungen (Coping) werden maßgeblich von den Kognitionen beeinflusst. Des Weiteren lässt sich auch eine Unterscheidung zwischen positivem (Eustress) und negativem Stress (Distress) vornehmen, doch diese Unterscheidung wird für die nachfolgende Arbeit nicht benötigt.

2.2 Definition Stressempfinden

Das Empfinden von Stress und die damit verbundenen Stressreaktionen sind die Antwort des Körpers auf alles, was Aufmerksamkeit oder Handlung bedarf. Stress geht in der Regel mit verschiedenen Symptomen einher, die für sich genommen auch ziemlich unspezifisch sein können, und kann sich gleichzeitig auf viele Lebensbereiche auswirken. Dabei lässt sich vor allem zwischen körperlichen und psychischen Folgen unterscheiden. Typische Symptome auf körperlicher Ebene, die zum Stressempfinden beitragen, sind beispielsweise Magen-Darm-Beschwerden, Kopfschmerzen, Bluthochdruck, eine verspannte Muskulatur und ein vermehrter- oder verminderter Appetit. Auf psychischer Ebene sind Schlafstörungen, ein vermindertes Wohlbefinden, Zeichen von Nervosität bis zu depressiven Verstimmungen und Antriebslosigkeit möglich.

2.3 Definition Stressbewältigung (Coping)

Unter dem Begriff Stressbewältigung versteht man alle Anstrengungen einer Person, mit äußeren Anforderungen, die als belastend wahrgenommen werden, fertigzuwerden. Bewältigung wird als bewusstes, zielgerichtetes Handeln verstanden und umfasst nicht nur jene Strategien, die auf eine Meisterung der belastenden Situation abzielen, sondern auch Reaktionen, die ein Vermeide als Ziel haben. Bewältigung kann sich entweder auf die Veränderung der stressauslösenden Situation selbst oder auf die Regulierung von körperlichen und emotionalen Stressreaktionen beziehen. Wie Stressbelastungen sich auf die Gesundheit auswirken, hängt davon ab, welche Strategien zur Bewältigung die betroffene Person einsetzt. Die Definition der Stressbewältigung grundiert auf dem transaktionalen Stressmodell von Lazarus (1984).

2.4 Definition sportliche Aktivität

Sportliche Aktivität bezeichnet eine Untergruppe körperlicher Aktivität. Unter körperlicher Aktivität versteht man den physischen Prozess der Bewegung an sich. Sportliche Aktivität zeichnet sich dadurch ab, dass sie einen historisch-kulturellen Wert hat. Spaß an der Bewegung, körperliche Leistung und Wettkampf sind typisch.

3. Vertiefende Arbeit

3.1 Aktueller Forschungsstand

Im Folgenden werde ich die Studien, die ich während meiner Literaturrecherche zu dem Thema gefunden habe, aufarbeiten. Zuerst werde ich die Ergebnisse zur querschnittlichen Evidenz in einer vergleichsweise älteren sowie einer aktuelleren Studie aufgreifen. Dann werde ich mit der längsschnittlichen Evidenz fortfahren. Den Abschluss macht eine weitere Studie, die dadurch interessant ist, dass sie im Vergleich zu anderen Arbeiten abweichende Ergebnisse aufweist.

Zur querschnittlichen Evidenz fand sich eine groß angelegte, in Amerika durchgeführte Bevölkerungsstudie mit genau 32.229 Teilnehmern (Aldana, Sutton, Jacobson & Quirk, 1996). Erfasst wurden unter anderem der aktuelle Gesundheitszustand, das Alter, das Geschlecht, Lebensveränderungen, anhaltende Probleme, die Anzahl der verwendeten Techniken zur Stressreduzierung und verschiedene, für die Untersuchung relevante Persönlichkeitsmerkmale. Die Ergebnisse der Studie zeigten, dass aktivere Personen, die einen Energieverbrauch von > 3.0 kcal/kg/Tag hatten (was ungefähr einer Stunde Gehen entspricht), nur etwa halb so viel Stress erlebten wie Personen, die sich im Vergleich weniger bewegten (Das relative Risiko betrug hierbei RR = 0.62). Zusammenfassend wurde geschlussfolgert, dass offenbar schon leichte sportliche Aktivität mit einem signifikant niedrigeren Stressempfinden einhergehen kann. Diese positive Korrelation zwischen sportlicher Betätigung und Stresserleben wurde in vielen weiteren Studien bestätigt, allerdings nur auf Basis niedriger Koeffizienten (Craike, Coleman & MacMahon, 2010; Gerber, Kellmann, Hartmann & Pühse, 2010).

Vergleichbar ist dieses Ergebnis auch mit dem einer aktuelleren Studie, die sich mit dem Stresserleben von Studenten (N=64) in der Prüfungsphase im Zusammenhang mit geleisteter sportlicher Aktivität beschäftigte (Wunsch, Kasten & Fuchs, 2017). Erhoben wurde das Aktivitätsniveau der Studenten, ihre Schlafqualität, ihr Wohlbefinden und der allgemeine Affekt. Zu den Hauptergebnissen der Studie gehörte ein signifikanter positiver Zusammenhang des Prädiktors sportlicher Aktivität auf das Wohlbefinden und einem positiven Affekt. Außerdem fand sich eine signifikante Zeitabhängigkeit aller erhobenen Variablen. Dies deutet laut

Interpretation der Autoren darauf hin, dass auch der Zeitraum, in der Sport betrieben wird, ausschlaggebend dafür ist, wie groß der Nutzen für das Stresserleben ist. Vor allem die Schlafqualität der Studenten profitierte von dem Zeitraum der geleisteten sportlichen Tätigkeit.

Ein positiver Zusammenhang zwischen der Schlafqualität und der sportlichen Betätigung fand sich auch bei einer Studie an einem Gymnasium, an dem insgesamt 34 Schülerinnen im Durchschnittsalter von 16.33 Jahren teilnahmen (Bärtschi & Yves, 2013). Diese wurden auf eine Interventionsgruppe (n = 19) und einer Kontrollgruppe (n = 15) Schülerinnen aufgeteilt. Die Interventionsgruppe unterzog sich einem dreiwöchigen Ausdauerprogramm, das neun Trainings mit einem Umfang von jeweils 30 Minuten sportlicher Betätigung vorgab. In dieser Zeit absolvierte die Kontrollgruppe ein Massage-Programm. Zu zwei Messzeitpunkten (t1, t2) wurden mittels eines Fragebogens Daten über das subjektive Stressempfinden, depressive Symptome, allgemeine und schulbezogene Burnout-Symptome, die Lebenszufriedenheit sowie die Schlafqualität zu zwei verschiedenen Messzeitpunkten erhoben. Zum Schluss des Interventions- und Massageprogramms wurden diese miteinander verglichen. Überraschend war, vor allem in Anbetracht anderer Vorarbeiten, dass sich bezüglich dem Stressempfinden, den depressiven- und den Burnout-Symptomen, sowie der Lebenszufriedenheit keine statistisch signifikanten Effekte gefunden werden konnten. Lediglich die Schlafqualität der Interventionsgruppe hat sich infolge des Ausdauertrainings bei der Interventionsgruppe im Vergleich zur Kontrollgruppe signifikant (p = .020) verbessert. Erklärt wurden sich diese Ergebnisse damit, dass internale gesundheitliche Faktoren wie die Schlafqualität sich in kurzer Zeit gut mit Ausdauertrainings beeinflussen ließen, wohingegen über die Zeit stabilere, externale Faktoren wie beispielsweise die depressiven- oder Burnout-Symptome erst über einen längeren Zeitraum durch sportliche Betätigung verbessert werden könnten.

Zur längsschnittlichen Evidenz zum Zusammenhang zwischen sportlicher Aktivität und Stress gab es eine Untersuchung von Jonsdottir, Rödjer, Hadzibajramovic, Börjesson und Ahlborg (2010), an der rund 3000 Schweden teilgenommen haben. Erhoben wurde in einem Zeitraum von 2 Jahren. Patienten, die sich entweder mit leichter körperliche Aktivität (> 2h Gehen/Woche) oder über mittelschwerer bis kräftiger körperliche Aktivität (> 2h moderate o. kräftige Aktivität/Woche) betätigten, berichteten im Vergleich zu Personen, die einen eher sitzenden Lebensstil hatten, mit geringerer Wahrscheinlichkeit über ein hohes Maß an wahrgenommenem Stress, Burnout und Symptomen von Depressionen sowie Angstzuständen. Das Risiko für Symptome von Depressionen, Burnout und hohem Stress bei Patienten, die zu Studienbeginn über leichte bis mäßige oder kräftige körperliche Aktivität berichteten, war auch bei der Nachuntersuchung signifikant geringer. Dabei hatten die Inaktiven ein relatives Risiko (RR) von 1.0, die leichter Aktiven ein RR von 0.52 und die stärker Aktiven ein RR von 0.40 in Bezug auf spätere Stressrisiken. Die Autoren interpretierten diese Ergebnisse als Hinweis darauf, dass eine höhere sportliche Aktivität in der Freizeit das Risiko, unter einem hohen Stresserleben zu leiden, deutlich verringern kann.

Das Stresserleben kann sich aber auch, in einer umgekehrten Richtung, auf die sportliche Aktivität auswirken. Es finden sich vereinzelte Studien, die einen möglichen, positiven Effekt der Beziehung zwischen Sport und Stresserleben belegten. Ein Beispiel dafür ist die von Stetson, Rahn, Dubbert, Wilner und Mercury (1997) durchgeführte Longitudinalstudie. Untersuchungsgegenstand war die Auswirkung von Stress auf das Bewegungsverhalten von Frauen in Wohngemeinschaften, die alleine trainierten. Die Teilnehmerinnen (N = 82) füllten einen Fragebogen zu relevanten Hintergrundinformationen zu ihrer Person aus und führten 8 aufeinanderfolgende Wochen lang Übungstagebücher. Auch ein Stressinventar zur Erfassung des wahrgenommenen Stresspegels wurde wöchentlich ausgefüllt. In Wochen mit moderat erhöhtem Stress trainierten die Teilnehmerinnen weniger und berichteten auch von einer geringeren empfundenen Selbstwirksamkeit, ihre bevorstehenden Trainingsziele zu erreichen. In Wochen mit stärker wahrgenommenem Stress trainierten die Teilnehmerinnen deutlich weniger, ließen mehr der geplanten Trainingseinheiten aus, waren unzufriedener mit ihrem Training und verspürten ebenfalls wieder eine geringere Selbstwirksamkeit bezüglich der Erreichung ihrer Trainingsziele. Aus diesen Ergebnissen zogen die Autoren, dass die Wahrnehmung von Stressereignissen und der kognitiven Reaktion auf fehlendes Training eine wichtige Rolle bei der Vermittlung des Trainingsverhaltens spielen sollte, um diesem Effekt entgegenzuwirken.

3.2 Der biologische Hintergrund

Um sich den Wirkmechanismus, der hinter den positiven Effekten von Sport auf das Stressempfinden steckt, erklären zu können, muss man die wichtigsten betroffenen Prozesse, die in Stressszenarien und unter sportlicher Betätigung auf den Plan treten, auf das Wichtigste heruntergebrochen auf zellulärer Ebene betrachten.

Durch Stress wird eine komplexe Reaktion im Körper losgetreten, die ursprünglich darauf ausgerichtet ist, den Körper in einer Risikosituation auf zwei von Walter Cannon (1915) beschriebene Handlungsoptionen einzustellen: Fight (Kampf) or Flight (Flucht). Die Arten von Stress, die wir heutzutage erfahren, unterscheiden sich jedoch grundlegend von der, die damals oben genannte Stressreaktion begründet hat, so Kaluza (2018). An diese Veränderung ist der Organismus noch nicht angepasst, dementsprechend gibt es keine internale Unterscheidung zwischen dem Stress, den man verspürt, wenn man sich auf eine Prüfungsleistung vorbereitet, oder sich in einer lebensgefährlichen Situation wiederfindet. Die Körperreaktion, die auf diese beiden Situationen folgt, ist im Grunde jedoch dieselbe. Der empfundene Stress aktiviert das sympathische Nervensystem und die hypothalamisch-hypophysär-adrenale Achse, was auch die Aktivierung der Nebennierenrinde mit sich führt. Dabei werden bestimmte Neurotransmitter und Hormone, wie Adrenalin, Noradrenalin & Kortisol ausgeschüttet (Dahlström & Fuxe, 1964). Der Kortisolanstieg während einer Stressreaktion schwächt vorübergehend das Kurzzeitgedächtnis, chronischer Stress kann in Abhängigkeit von Dauer und Intensität zu bleibenden Schäden an den Nerven führen. Bedingt wird dies vor allem durch längerfristige Auswirkungen auf den Stoffwechsel und das Immunsystem. Diese hängen ebenfalls wesentlich vom Zeitrahmen, in dem man Stress erfährt, ab. Durch den Ausschuss von Kortisol wird die Immunantwort des Körpers gedämpft, was zur Folge hat, dass entzündliche Prozesse sich ungehemmt ausbreiten können. An dieser Stelle setzt Sport als Interventionsmaßnahme an.

Die bedeutende Rolle von Sport als stressmindernde Aktivität wurde bereits in zahlreichen Untersuchungen belegt. Einen Überblick der zellulären und molekularen Wirkmechanismen von Sport auf den Körper gibt hierbei ein von Zimmer & Oberste (2015) veröffentlichter Artikel. Als entscheidend für den stressmindernden Effekt erklären diese die neuroprotektive Wirkung von Sport, die auf den Hormonen, Neurotransmittern und Wachstumsfaktoren (körpereigene Eiweiße, die das Zellwachstum anregen), gründet. Diese werden sowohl im zentralen- als auch im peripheren Nervensystem ausgeschüttet. Die Wachstumsfaktoren regen unter anderem die Neurogenese an. Die Neurogenese lässt sich als ein Prozess verstehen, aus dessen Endresultat neue Nervenzellen- und synaptische Verknüpfungen im Gehirn entstehen. Ebenfalls maßgeblich beteiligt an dem stressdämpfenden Effekt sind auch die Hormone und Neurotransmitter, die bei sportlicher Betätigung freigegeben werden. Die am häufigsten genannten sind Dopamin, Serotonin und Endorphine. Es muss erneut betont werden, dass dieser Überblick nur einen Bruchteil des komplexen Prozesses wiedergibt, der in einem der beiden beschriebenen Fälle im Körper stattfindet.

3.3 Das transaktionale Stressmodell nach Lazarus

Auf der Grundlage mehrerer psychologischer Experimente wurde das transaktionale Stressmodell von Richard Lazarus (1984) entwickelt und stellt eine Erweiterung des Stressverständnisses von Selye dar. Lazarus ging, im Gegensatz zu den Annahmen in anderen früheren Stresstheorien, davon aus, dass für die Stressreaktion nicht die objektive Beschaffenheit der äußeren Reize oder Situationen von Bedeutung sind, sondern die (subjektive) Bewertung durch den Betroffenen. Denn Menschen können unterschiedlich anfällig für ein und denselben Stressor sein: Was für den einen Stress bedeutet, wird von einem anderen noch nicht als Stress empfunden. Da ein Bewertungsprozess zwischen Stressor und Stressreaktion zwischengeschaltet ist, gilt das Modell als transaktional.

Grundkern des transaktionalen Stressmodels ist also das Postulat, dass die subjektive Bewertung einer Situation über das Anspannungsniveau einer Person entscheidet. Dabei werden zwei Bewertungsschritte vorgenommen. Zuerst wird eine Situation danach eingeschätzt, ob sie grundsätzlich von Relevanz für den Betroffenen ist, zu positiven Veränderungen beiträgt oder sogar eine Bedrohung darstellt. Sobald die betroffene Person nach der ersten Einschätzung zu der Schlussfolgerung kommt, dass die Situation negative Folgen mit sich zieht, liegt eine Stresssituation vor. Dann folgt eine zweite Bewertung, in der abgeschätzt wird, von welchen Bewältigungsmöglichkeiten Gebrauch gemacht werden kann, um mit der Situation umzugehen. Hier wird zwischen problemorientiertes und emotionsorientiertes Coping unterschieden. Ersteres zielt auf eine Veränderung der stressauslösenden Situation selbst und letzteres auf die Regulierung von körperlichen und emotionalen Stressreaktionen ab. Die emotionsorientierte Stressbewältigung hat eine besondere Bedeutung für die Fragestellung, ob Sport als Stressbewältigung dämpfend auf das Stressempfinden wirken kann. Denn das Stressempfinden hat, rückblickend auf die Definition in der theoretischen Annäherung, einen maßgeblichen Anteil daran, wie sich die Stressreaktion auf psychischer und körperlicher Ebene äußert. Mit Sport als Stressbewältigungsmethode wird in erster Linie versucht, die durch die Situation entstandene emotionale Erregung abzubauen. Durch die Erfahrung, dass die innere Anspannung infolge der Stressreaktion durch sportliche Aktivität abgebaut werden kann, erfolgt eine Neubewertung der Stresssituation (cognitive reappraisal). Diese Neubewertung hat zur Folge, dass die Situation in Zukunft nicht mehr so bedrohlich und negativ behaftet wie zuvor wahrgenommen wird, wenn sich die betroffene Person daran erinnert, dass sie dieser mit sportlicher Aktivität als Stressbewältigung entgegenwirken kann. Auch Lazarus betonte in seiner Stresstheorie den Faktor, aus Erfahrungen zu lernen. In der Praxis zeigte sich jedoch, dass Betroffene sich häufig an Strategien festhalten, die sich bereits in der Vergangenheit als ungeeignet erwiesen. Indem der persönliche Einsatz erhöht wird, wird der Versuch unternommen, mit der ungeeigneten Strategie zum Erfolg zu kommen. An dieser Stelle ist Sport als Stressbewältigung allein ungenügsam. Es werden Interventionen benötigt, die eine motivationale Anregung schaffen, die alten Angewohnheiten und Muster umzudenken und abzulegen.

4. Diskussionsteil

Nachdem die aufgeführten Untersuchungen eine ungefähre Richtung zur Beantwortung der Fragestellung, ob sich sportliche Aktivität als Stressbewältigungsmaßnahme auf das Stresserleben auswirkt, vorgeben, ist die Absicht des folgenden Diskussionsteils, kritisch mit den Inhalten der vertiefenden Arbeit umzugehen.

4.1 Interpretation der Ergebnisse

Beginnend mit den zuerst betrachteten querschnittlichen Studien, zeichnete sich bereits zu Beginn ab, dass ein negativer Zusammenhang zwischen Sportaktivität und Stressempfinden besteht. Dies erlaubt eine Interpretation zur Beantwortung der Fragestellung dieser Arbeit: Sportliche Aktivität als Stressbewältigungsmethode reduziert tatsächlich das Stressempfinden und die damit einhergehenden Folgen für die betroffene Person. Diese Kausalrichtung ist plausibel, eine Gesichtsvalidität ist also gegeben. Dieses Ergebnis findet sich in der Mehrzahl der längsschnittlichen Untersuchungen wieder und lässt sich dadurch empirisch belegen. Außerdem zeigte sich der negative Zusammenhang auch unabhängig von dem Jahr der Erhebung sowie der Stichprobenanzahl und wich nur wenig aufgrund von individuellen Merkmalen der Stichprobe ab. Allerdings ist auch erwähnenswert, dass sich vereinzelt auch ein *positiver* Zusammenhang zwischen der sportlichen Aktivität und dem Stressempfinden fand. Dies bedeutet im Umkehrschluss, dass sich das subjektive Stresserleben durch das Ausführen einer sportlichen Betätigung erhöht. Wie kann man sich die Existenz dieser zwei entgegengesetzten, antagonistischen Kausalrichtungen erklären? Eine mögliche Interpretation: Das Stresserleben lässt sich grundsätzlich von sportlicher Aktivität verändern. Jedoch neigen Menschen dazu, sich unter Stressbelastung von zusätzlichen Belastungen oder Betätigungen, die den Energieverbrauch weiter erhöhen, freizumachen. Möglicherweise hängt dieser Effekt mit der Stufe der kognitiven Umbewertung aus dem transaktionalen Stressmodell von Lazarus (1984) zusammen: Es bestehen bereits Strategien, die trotz der Tatsache, dass sie zur Bewältigung ungeeignet sind, favorisiert werden. Dadurch, dass das eigene Sporttreiben noch nicht hinreichend zur Angewohnheit geworden ist und einen hohen Regulations- und Energieaufwand benötigt, wird es als Belastung erlebt und als Strategie reduziert oder vollkommen gestrichen. Wenn die sportliche Aktivität jedoch nicht als Belastung wahrgenommen wird und sich als Angewohnheit etabliert hat, kann es als Stressbewältigungsmaßnahme weiter ausgeführt werden und somit seine stressverringernde Wirkung entfalten. Der *Grad der Angewohnheit*, Sport als Stressbewältigungsmethode zu verwenden, könnte durch diese Überlegung als mögliche Moderatorvariable für weitere Untersuchungen nahegelegt werden. Auch die Betrachtung aus neurobiologischer Perspektive gibt Aufschluss darüber, dass Sport mit seinen komplexen Wirkmechanismen auf zellulärer Ebene durchaus als ein Dämpfer der Stressreaktionen betrachtet werden kann.

4.2 Kritik und Ausblick

Kritisch zu bewerten an dieser Studienarbeit ist, dass nicht allumfassend auf das Thema Stress und die dahinterstehenden Konzepte und Theorien eingegangen werden konnte. Ebenfalls konnte nur die Oberfläche der Wechselwirkung zwischen sportlicher Aktivität und Stresserleben dargelegt werden. Zu diesem Thema lässt sich noch sehr viel mehr darlegen. Studien, in denen weder ein positiver noch ein negativer Effekt gefunden wurde, wurden nicht thematisiert. Des Weiteren gab es keine spezifische Unterscheidung in den individuellen Merkmalen der Stichproben, sondern es wurde nur ein allgemeiner Überblick über die Evidenzlage vorgenommen.

Aufgrund der Bearbeitung des Themas ergab sich eine Bandbreite weiterer Fragestellungen. Nun, da die ungefähren Effekte von sportlicher Aktivität auf das Stressempfinden gegeben sind, stellt sich die Frage, welche weiteren Drittvariablen wie beispielsweise der oben angeführte Grad der Angewohnheit, den Zusammenhang zwischen sportlicher Aktivität und Stresserleben moderieren. Als spezifischen Untersuchungsgegenstand könnte man den Umfang der geleisteten Betätigung, die genaue Aktivität (z.B. Fußball vs. Tennis) und das Setting der sportlichen Aktivität nennen. Ebenfalls von Relevanz wäre die Überlegung, ob es weitere Schnittstellen (oder Grenzen) gibt, die entscheiden, ob Sport als Belastung wahrgenommen oder stressmindernd, bzw. stressverstärkend wirkt.

Literaturverzeichnis

Aldana, S. G., Sutton, L. D., Jacobson, B. H., & Quirk, M. G. (1996). *Relationships between leisure time physical activity and perceived stress.* Perceptual and Motor Skills, 82(1), 315–321. https://doi.org/10.2466/pms.1996.82.1.315

Bärtschi, Yves. *Effekte eines dreiwöchigen Ausdauertrainings auf das Stressempfinden, Burnoutsymptome und das mentale Wohlbefinden bei Gymnasiastinnen.* 2013, Master Thesis, University of Basel, Faculty of Medicine.

Cannon WB. *Bodily Changes in Pain, Hunger, Fear and Rage.* New York, NY: D. Appleton & Company; 1915.

Craike, M. J., Coleman, D., & MacMahon, C. (2010). *Direct and Buffering Effects of Physical Activity on Stress-Related Depression in Mothers of Infants*, Journal of Sport and Exercise Psychology, 32(1), 23-38.

Dahlström, Annica & Fuxe, Kjell. (1964). *Evidence for the existence of monoamine neurons in the central nervous system. I. Demonstration of monoarnines in cell badies of brainstem neurons.* Acta Physiol. Scand. (Suppl.). 64. 232-278.

Jonsdottir IH, Rödjer L, Hadzibajramovic E, Börjesson M, Ahlborg G Jr. *A prospective study of leisure-time physical activity and mental health in Swedish health care workers and social insurance officers.* Prev Med. 2010 Nov;51(5):373-7. doi: 10.1016/j.ypmed.2010.07.019.

Kaluza G. (2018) *Körperliche Stressreaktionen und die Folgen für die Gesundheit.* In: Gelassen und sicher im Stress. Springer, Berlin, Heidelberg. https://doi.org/10.1007/978-3-662-55986-4_2

Krohne, H. W. (1997). Streß und Streßbewältigung. In R. Schwarzer (Hrsg.), Gesundheitspsychologie. Ein Lehrbuch (2. erw. Aufl., S. 267-283). Göttingen: Hogrefe.

Markus Gerber, Michael Kellmann, Tim Hartmann, Uwe Pühse, *Do exercise and fitness buffer against stress among Swiss police and emergency response service officers?*, Psychology of Sport and Exercise, Volume 11, Issue 4, 2010, Pages 286-294, ISSN 1469-0292, https://doi.org/10.1016/j.psychsport.2010.02.004.

Richard S. Lazarus, Susan Folkman (1984): Stress, Appraisal, and Coping, S. 44, 53

Stetson, B. A., Rahn, J. M., Dubbert, P. M., Wilner, B. I., & Mercury, M. G. (1997). *Prospective evaluation of the effects of stress on exercise adherence in community-residing women.* Health Psychology, 16(6), 515–520.

Wunsch K, Kasten N, Fuchs R. *The effect of physical activity on sleep quality, well-being, and affect in academic stress periods.* Nat Sci Sleep. 2017;9:117-126 https://doi.org/10.2147/NSS.S132078

Zimmer, Philipp & Oberste, Max. (2015). *Influence of exercise on the central nervous system – molecular and cellular mechanisms.* Deutsche Zeitschrift für Sportmedizin. 66. 42-49. 10.5960/dzsm.2015.164.

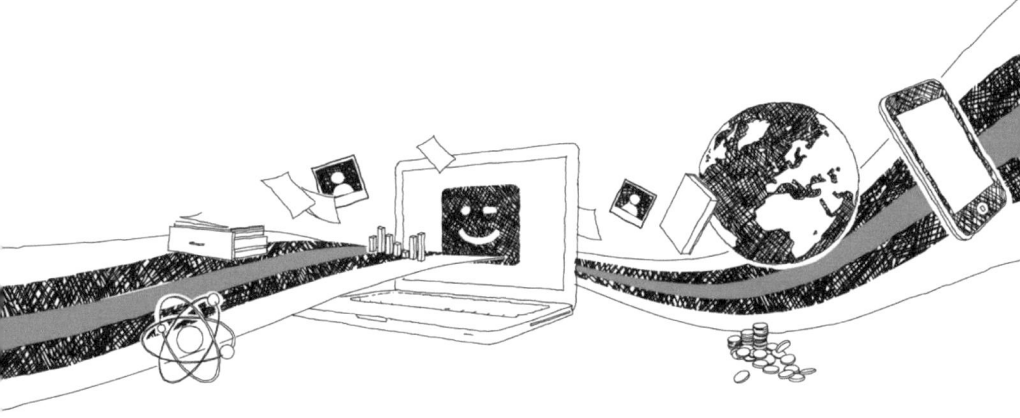
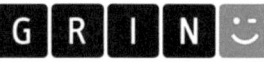